BEI GRIN MACHT SICH IHR WISSEN BEZAHLT

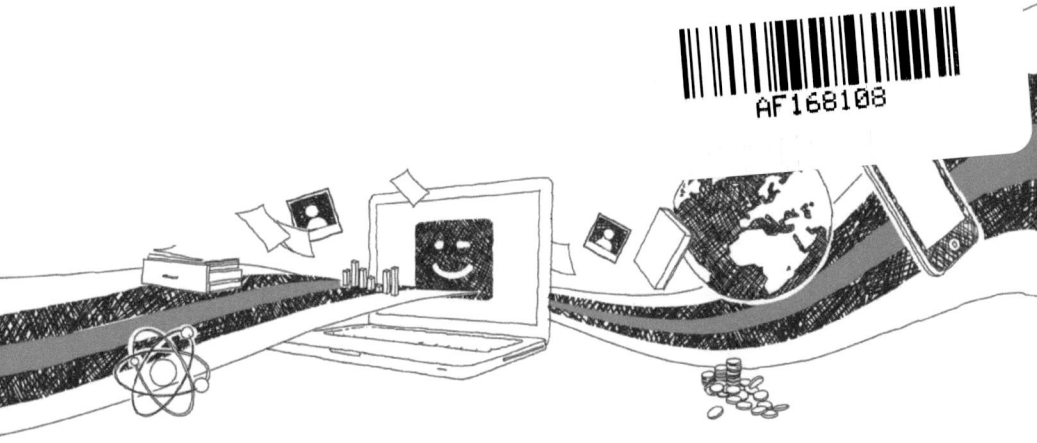

AF168108

- Wir veröffentlichen Ihre Hausarbeit, Bachelor- und Masterarbeit

- Ihr eigenes eBook und Buch - weltweit in allen wichtigen Shops

- Verdienen Sie an jedem Verkauf

Jetzt bei www.GRIN.com hochladen und kostenlos publizieren

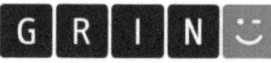

Der Case Management Prozess. Erläuterung anhand eines Fallbeispiels der Viszeralchirurgie

Sven Krätschmann

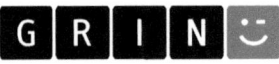

Bibliografische Information der Deutschen Nationalbibliothek:

Die Deutsche Nationalbibliothek verzeichnet diese Publikation in der Deutschen Nationalbibliografie; detaillierte bibliografische Daten sind im Internet über http://dnb.d-nb.de abrufbar.

ISBN: 9783346532244
Dieses Buch ist auch als E-Book erhältlich.

© GRIN Publishing GmbH
Nymphenburger Straße 86
80636 München

Druck und Bindung: Books on Demand GmbH, Norderstedt Germany
Gedruckt auf säurefreiem Papier aus verantwortungsvollen Quellen

Das vorliegende Werk wurde sorgfältig erarbeitet. Dennoch übernehmen Autoren und Verlag für die Richtigkeit von Angaben, Hinweisen, Links und Ratschlägen sowie eventuelle Druckfehler keine Haftung.

Das Buch bei GRIN: https://www.grin.com/document/1147526

MSH Medical School Hamburg

University of Applied Sciences and Medical University

Fakultät Gesundheitswissenschaften

Bachelorstudiengang Advanced Nursing Practice

Abschlussarbeit

Case Management

„Die Spitze des Eisberges"

vorgelegt von: Sven Krätschmann-Salisch

vorgelegt am: 21.10.2021

Semester: 5

Modulbezeichnung: Case- und Disease-Management

Inhaltsverzeichnis

„In dieser Arbeit wird aus Gründen der besseren Lesbarkeit das generische Maskulinum verwendet. Weibliche und anderweitige Geschlechteridentitäten werden dabei ausdrücklich mitgemeint, soweit es für die Aussage erforderlich ist."

1. Zusammenfassung

Die vorliegende Arbeit, beleuchtete das Case Management im Rahmen einer Fallbearbeitung aus der Praxis. Die Schlüsselszene von Bettina entstand auf der Viszeralchirurgischen Fachabteilung eines großen Akutkrankenhauses. Ich möchte Sie einladen, mit mir und Bettina zusammen durch den Prozess des Case-Managements zu schreiten und ich möchten Ihnen aufzeigen, welche Hebel gesetzt werden können um mit kleinen Unterstützern, einem Rezipienten/Klienten den Weg durch eine schwere Lebensphase ein wenig zu erleichtern. Ich starte in dieser Arbeit mit einer kurzen Definition des Case-Management bevor wir direkt in den Fall von Bettina abtauchen. Im Anschluss zeige ich Ihnen die einzelnen Schritte des Case-Management, vom „Intake" über das Netzwerk von Bettina, bis hin zur Ziel- und Hilfeplanung und deren Evaluation. Ich verwende in meiner Arbeit veränderte Namen und teilweise improvisierte Daten der Klientin.

1.1 Abkürzungen

CM ....Case-Management/Case-Manager
AP .... Anus praeter/künstlicher Darmausgang
MVZ .... Medizinisches Versorgungszentrum
LE .... Lebensereignis

2. Was ist Case Management?

2.1 Definition

Auf der Suche, nach einem Fall für meine Abschlussarbeit, wurde in diversen Gesprächen mit meinen Rezipienten auf Station, immer wieder deutlich, dass der Begriff „Case Management" nicht geläufig ist. Daher möchte ich auch hier kurz versuchen, für Außenstehende eine Begriffserläuterung darzulegen. Schauen wir uns zunächst die Definition der „Deutschen Gesellschaft für Care und Case Management" an: „Case Management ist eine Verfahrensweise in Humandiensten und ihrer Organisation zu dem Zweck, bedarfsentsprechend im Einzelfall eine nötige Unterstützung, Behandlung, Begleitung, Förderung und Versorgung von Menschen angemessen zu bewerkstelligen.

Der Handlungsansatz ist zugleich ein Programm, nach dem Leistungsprozesse in einem System der Versorgung und in einzelnen Bereichen des Sozial- und Gesundheitswesens effektiv und effizient gesteuert werden können."(www.dgcc.de/case-management)

Betrachtet man diese Definition, bezogen auf die Sozialarbeit geht es also grob skizziert darum, einen Fall mit all seinen Facetten aufzunehmen, daraus resultierenden Unterstützungsbedarf herauszufiltern und an andere Stellen und Institutionen weiterzuleiten, jedoch dabei den Gesamtüberblick zu behalten und den Fall somit zu verwalten und zu führen.

Case (Fall) ist ein abgrenzbarer Sachverhalt. In ihm liegt vor, „was der Fall ist". Was vorliegt, ist ein Fall von Hilfebedürftigkeit, der in der rechtlich geregelten Form mit einer „Hilfe in besonderen Lebenslagen" beantwortet werden kann, und es ist ein Fall für den Experten, der sich auf ihn mit seinem klinischen Blick und mit seinen Methoden versteht. Im Bereich der Sozialen Arbeit ist, objektiv und konzeptionell gesehen, mit einem Fall immer die Einheit „Person in ihrer persönlichen Umgebung" gemeint. Weniger wird der Betreffende selbst als „Fall" bezeichnet. (Wendt, 1997,)

„Management" ist ein Ausdruck der oft unbedacht angewandt wird, daher möchte ich hier eine genauere Begriffsdefinition/Bestimmung vor geschichtlichen Hintergründen aufzeigen.

„Management" wurde zuerst in Italien angewandt. Wenn wilde Pferde einzureiten und dabei zu zügeln waren, sprach man in der Renaissance von „Maneggiare". Seither wird im englischen Sprachgebrauch „managen" verwendet. „managen": etwas im Griff haben und geschickt fertigbringen; „die Sache deichseln". Das englische Verb hat außerdem eine französische Wurzel: Zu Zeiten des Absolutismus war am Hofe von Versailles das Küchenregiment derart komplex geworden, dass dieser Haushalt und Betrieb eine eigene Leitung brauchten. Einen Haushalt führen, haushalten, etwas mit Sorgfalt gebrauchen, heißt französisch „ménager". (vgl. Duden.de) Das Wort Management wurde in diesem Sinne Synonym für Betriebsführung. In Unternehmen, welche Dienstleistungen für Menschen leisten, wird in Abstimmung mit ihnen die Leistungserbringung gesteuert. Nicht die Menschen werden gemanagt, sondern die zur Verfügung stehenden Dienste und Leistungen, um sie den Hilfebedürftigen in ausreichendem Maß zukommen zu lassen. (vgl. Wendt 2001)

Case Management setzt den Fokus dabei auf die Organisation und Ausschöpfung vorhandener Ressourcen. Diese bestehen vorerst aus finanziellen Mitteln, Personen sowie Dienstleistungen, welche organisiert und dem Klienten in seiner speziellen Lage zugänglich gemacht werden müssen. (Wendt 1997) Nach Julius R. Ballew und George Mink ist "Case Management ein Prozess der Hilfestellung für Menschen, deren Leben unbefriedigt verläuft oder nicht gelingt, weil viele Probleme vorhanden sind, welche die Unterstützung zugleich von mehreren Helfern erforderlich machen." Das Unterstützungsmanagement wiederum ist darauf gerichtet, den Klienten zu befähigen, die vorhanden Ressourcen zu nutzen. Diese Befähigung umfasst das Wissen, die persönliche Einstellung und die Fertigkeiten des Klienten. (Wendt 1997)

3. Fallgeschichte aus der Praxis

{Klientenhintergrund}

Die Patientin, Bettina, geboren 1985, verheiratet und lebt in Lüneburg. Sie bewohnt mit ihrem Ehemann, Michael, und ihrer Tochter, Christin, eine Mietwohnung.
Sie hat den Beruf der Einzelhandelskauffrau erlernt. Der Ehemann übt den Beruf des Kraftfahrers aus.

{Krankheitsverlauf}

Symptome wie Blut im Stuhl und zunehmende Unterbauchschmerzen eröffneten Bettina den Weg zu ihrem Hausarzt. Weitere Untersuchungen bei ihrem Internisten führte Bettina in das Ambulanzzentrum für Gastroenterologie in Lüneburg wo weitere Diagnostik durchgeführt wurde. Bettinas Hausarzt hat sie nach Erhalt ihrer Unterlagen darüber aufgeklärt, dass ein Karzinom im Dickdarm festgestellt wurde. Der Hausarzt, hat sie umgehend krankgeschrieben und ihr eine Einweisung in ein Darmzentrum in Hamburg ausgestellt. Ein Eingriff am Dickdarm mit Kolostomaanlage [fragl. endständiges Stoma] wurde Mitte des Jahres 2021 durchgeführt.

{Sozialbefinden}

Die Gesamtsituation, die nervenzerreißende Behandlungen und ihr neues Körperbild, belasten Bettina sehr. Ihr geht es schlecht, obwohl Sie Unterstützung durch Ihre Familie und Freunde erhält. Die negativen Gedanken geben Bettina auch nachts keine Rast, sie kann nur selten durchschlafen. Sie spürt die Machtlosigkeit und möchte nicht auf Hilfe angewiesen sein. Manchmal hat sie morgens nicht einmal Motivation aufzustehen.

{Organisationsdefizite}

Es gibt Tage, da schafft Bettina es nicht einmal, ihre Tochter Christin zu versorgen. Christin ist öfters zu spät zur Schule gekommen, manchmal geht sie ungewaschen, ohne erledigte Hausaufgaben und Pausensnack zur Schule. Lieber möchte Christin zu Hause bei ihrer Mutter bleiben, unter ihren Mitschülern fühlt sich Christin sehr unwohl und hat keinen Spaß am Lernen. Die Lehrer haben Bettina in letzter Zeit mehrfach darüber informiert, dass sich die schulischen Leistungen von Christin nachgelassen haben und sie im Unterricht abwesend wirkt sowie ihre Hausaufgaben vernachlässige. Zudem fällt es Bettina körperlich schwer den Haushalt „in Schuss zu halten" und alle 14 Tage die Flurwoche zu übernehmen.

{Beziehungsdefizit}

Als Kraftfahrer ist Michael unter der Woche viel unterwegs. In der Regel kommt er freitagsnachmittags so früh es geht nach Hause. Regelmäßig muss Michael Sonntagabend schon seine Tour auf der Autobahn beginnen. Die lange Abwesenheit vom Ehemann setzen Bettina und Christin sehr zu. Mehrfach gab es schon heftige Diskussionen darüber, dass er zu wenig für seine Familie da sei. Mit der Diagnose seiner Ehefrau, hat sich die Situation zugespitzt. Bettina wirft Michael Vernachlässigung vor und macht ihm Vorwürfe, nicht für die Familie da zu sein

Bettina vermisst ihre Arbeit im Supermarkt, sowie ihre Kollegen. Dort hat sie auch ihre beste Freundin Beate kennengelernt, sie ist im selben Supermarkt tätig. Beate hat 2 Töchter, die etwas jünger sind als Christin. Beate pflegt eine enge Bindung zu Bettina und meldet sich ab-und-zu von der Arbeit um sie auf dem Weg nach Hause mit kleineren Besorgungen zu versorgen. Beate nimmt Christin einmal in der Woche mit zum Turnverein, dort trainiert auch ihre älteste Tochter.

Die Eltern von Bettina sind 2019 verstorben, durch ein kleines Erbe hat die Familie eine Rücklage aufbauen können. Michaels Eltern haben schon seit Jahren keinen Kontakt mehr zu ihm und seiner Familie. Sie wohnen mittlerweile in den Vereinigten Staaten. Im Erdgeschoss lebt eine langjährige Nachbarin, die sich mehrfach angeboten habe, sich nachmittags um Christin zu kümmern und den Treppenhausdienst für die   Familie zu erledigen.

Bettina ist begeisterte Schwimmerin und nahm regelmäßig an Schwimmkursen teil. Dort konnte sie ihre Kondition trainieren. Außerdem hat sie eine gute Community mit einigen Kursteilnehmern aufgebaut. Leider musste sie die Schwimmkurse nach Therapiebeginn absagen.

Bettina hat aufgrund ihres Krankheitsverlaufes innerhalb zwei Wochen acht Kilogramm abgenommen. Seit ihrer ersten Chemotherapie leidet Bettina noch zusätzlich an einer Gürtelrose. Zudem kämpft sie mit ständiger Übelkeit und Erbrechen. Eine eigenständige Stomaversorgung bereitet Bettina noch heftige Probleme. Eine Onkolotsin hat die Onkologie bereits involviert, diese begleitet Bettina im Medizinischen Versorgungszentrum.

4. Prozeß des Case-Managements

4.1 Intake

Der Einstieg in das Case Management wird mit dem „Intake" analysiert. Hier führe ich mit Bettina zunächst ein Telefonat durch und kläre, ob die Voraussetzungen für eine Zugangseröffnung im Sinne des Case Management gegeben ist. Für meinen Fall habe ich die Kriterien der Deutschen Gesellschaft für Care und Case Management gewählt und bei Bettina angewandt. **Tab**.1.1 zeigt deutlich Tendenzen um Bettina, die Aufnahme in das Case-Management Programm zu ermöglichen.

Kriterien	Trifft zu	Trifft nicht zu	Fragl.
Alter (über 65)		✗	
Wohnort (Einzugsgebiet)			
Familienstand (allein)		✗	
Körperliche Situation (Krankheit, Schwäche, Gewicht)			
Psychische Situation (Orientiert, Antrieb, Verhalten)			
Fähigkeit zur Selbstsorge (Ernährung,Medikamenteneinnahme, Körperpflege)			
Soziale Situation (für mind. Eine weitere Person verantwortlich)			
Hauswirtschaftliche Aufgaben (Einkaufen, Mahlzeiten, Reinigung)			
Finanzielle Situation (geringes Einkommen, Schulden)			?
Anzahl der benötigten Dienstleistungen (zwei oder mehr)			
Bestimmte Erkrankungen (Schlaganfall, Herzinfarkt, Demenz, Depression)		✗	

Kriterien der DGCC / Case Management Leitlinien-Rahmenempfehlungen - medhochzwei Verlag

Tab.1.1 Kriterien für die Zugangseröffnung

Klienten die sich in schwierigen Situationen befinden und aufgrund fehlender Ressourcen ihre Versorgung nicht selbst organisieren und koordinieren können, schätzt die Deutsche Gesellschaft für Care und Case Management als besonders gut geeignete Personen ein. (DGCC, 2020)

4.2 Rechte und Pflichten

Nach der erfolgreichen Zugangseröffnung für den Klienten, gilt es nun die Rechte und Pflichten zu klären. Hier werden gesetzlich, vertragliche und Datenschutzrelevante Rechte vereint und in Form eines schriftlichen Vertrages festgehalten. Ich möchte diese im folgenden Abschnitt kurz erläutern. Betrachten wir also mein Fallbeispiel, hätte Bettina also in Bezug auf den CM-Prozess das <u>Recht</u> auf einen auf sie angepassten Katalog mit Versorgungsangebote. Ein weiteres Recht wäre, dass sie an Besprechungen teilnimmt und Mitsprache an Entscheidungen hätte. Auch das entbinden von meiner Schweigepflicht als CM-Manager, wäre Bettinas Recht. Auf der anderen Seite hat Bettina aber auch <u>Pflichten</u>. Hier wäre es für mich als CM wichtig, dass Bettina mich informiert, wenn sich Situationen ändern, die meinen/unseren Planungsverlauf beeinflussen könnten. Auch das sie sich aktiv am CM beteiligt und ihre vorhandenen Ressourcen einbringt. Genauso habe aber auch ich als CM <u>Rechte und Pflichten</u>, hierzu würde mir sofort der " Fels in der Brandung" einfallen, also ich stehe für die Bedürfnisse und Interessen meiner Klienten, ich aktualisiere regelmäßig meinen CM-Prozess und weise meine Klienten auf etwaige Risiken hin. Ich arbeite mit „offenen Karten" und informiere/bespreche mit meiner Klientin über weitere Maßnahmen. (vgl. Kollak I. & Schmidt S. 2016) Ich übernehme quasi eine „anwaltliche-Funktion".

Sollte es während des CM-Prozesses zu Interferenzen der Zusammenarbeit kommen, kann dieser jederzeit frühzeitig beendet werden.

4.3 Assessment

Um die besonderen Probleme bzw. Bedürfnislagen, die soziale Situation und den Gesundheitszustand von Bettina zu erfassen, ist ein persönliches Gespräch essenziell. Dieser Prozess ist von besonderer Wichtigkeit für die Qualität des CM. Ein wichtiger Faktor beim Erstgespräch ist eine ruhige Atmosphäre. Hier versuche ich Vertrauen zu Bettina aufzubauen und eine stabile Arbeitsbeziehung herzustellen. Des Weiteren ist, wie schon unter „Rechte und Pflichten" angesprochen Transparenz von großer Bedeutung.

Grundpfeiler wie Versorgungsbedürfnisse, Selbstversorgungsdefizite und Ressourcen werden erfasst und ein individuelles Hilfepaket erstellt. Ich habe mit Bettina für den „Intake" schon ein kurzes Telefonat geführt, im nächsten Schritt planen wir das erste persönliche Treffen. Bevor Dieses stattfinden kann, müssen diverse Fragen noch telefonisch geklärt werden. Wo wird unser erstes Treffen sein? Wer soll an unserem Treffen teilnehmen? Hat Bettina alle relevanten Unterlagen zur Hand?

Bettina hat sich entschieden, dass das erste Gespräch bei ihr zuhause stattfinden soll. Derzeit leidet sie noch an starkem Vertigo und möchte die Wohnung ungerne verlassen. Ich habe das Gespräch auf einen Freitagnachmittag gelegt, so kann Ehemann Michael ebenfalls teilnehmen. Christin befindet sich zu dieser Zeit bei Bettinas Freundin Beate und wird zum Ende des Gespräches von ihr vorbeigebracht, sodass Christin und Beate noch mit am Gespräch teilnehmen können.

In meinem Gespräch mit Familie W. ist es mir wichtig, herauszufinden wo Unterstützungsbedarf besteht. Welche Themen bedürfen besondere Priorität? Was benötigt Bettina um ein positives Lebensgefühl zu erhalten? Was kann Bettina mit in unseren CM-Prozess einbringen? Was sind ihre Ressourcen? Bestehen Kontakte zu Organisationen die sie bereits unterstützen? In diesem Prozess werden Personen die eine wichtige Rolle für Bettina spielen, ebenfalls in das Assessment-Gespräch eingebunden. Ehemann Michael, Freundin Beate und Tochter Christin liefern einen erweiterten Blickwinkel um Einschätzungen durchführen zu können. Gespräche mit Therapeuten (in unserem Fall die Onkolotsin/MVZ) können wichtige Verläufe zur Therapie übermitteln.

Um die Zufriedenheit visuell darzulegen, bietet es sich an, eine Befragung der Klienten im Assessmentprozess einzubringen. Hier werden durch den Klienten, einzelne Lebensbereiche mit den Schulnoten 1-6 kategorisiert.

Dieser identische Schritt wird ebenfalls in der Evaluationsphase durchgeführt. So hat der CM, ein weiters Werkzeug für die Auswertung seiner Arbeit. Zusätzlich werden Bettinas Erfolge sichtbar dargestellt und wirkt sich positiv aus. Abb.1.1.1 zeigt deutliche Spitzen in den

Lebensbereich	Zufriedenheit					
Meine Gesundheit	1	2	3	4	5	6
Tochter Christin	1	2	3	4	5	6
Ehemann Michael	1	2	3	4	5	6
Familienzeit	1	2	3	4	5	6
Wohlbefinden	1	2	3	4	5	6
Haushalt	1	2	3	4	5	6

Abb.1.1.1 Zufriedenheit in den Lebensbereichen   (vgl I.Kollak, S.Schmidt, 2016)

4.3.1 Assessment-Tool Lebensereignisskala

Um einen Lebenslauf sichtbar zu machen, habe ich mich für die Lebensereignisskala (**Abb.**1.0) entschieden. Mit ihrer Hilfe kann ich das Gespräch eröffnen und Grunddaten erheben. Bei Bedarf kann ich gezielt zusammen mit Bettina in einen Lebensabschnitt eintauchen, um von ihr, eigenständig, tiefergehende Informationen zu erhalten. Dieses Tool ist nicht nur für die Erhebung wichtiger Informationen sinnvoll. Es kann beispielsweise angewandt werden, um positive Erlebnisse in Erinnerung zu rufen um daraus Kraft für den bevorstehenden Weg zu schöpfen (vgl. Kollak 2017).

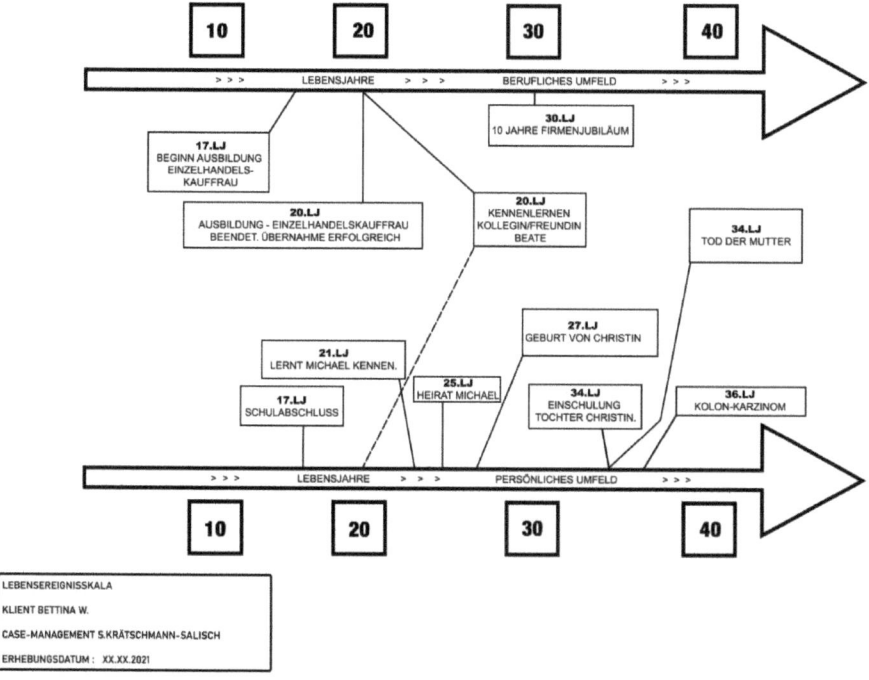

| 10 | 20 | 30 | 40 |

> > > LEBENSJAHRE > > > BERUFLICHES UMFELD > > >

30.LJ
10 JAHRE FIRMENJUBILÄUM

17.LJ
BEGINN AUSBILDUNG
EINZELHANDELS-
KAUFFRAU

20.LJ
AUSBILDUNG - EINZELHANDELSKAUFFRAU
BEENDET. ÜBERNAHME ERFOLGREICH

20.LJ
KENNENLERNEN
KOLLEGIN/FREUNDIN
BEATE

34.LJ
TOD DER MUTTER

27.LJ
GEBURT VON CHRISTIN

21.LJ
LERNT MICHAEL KENNEN.

25.LJ
HEIRAT MICHAEL

17.LJ
SCHULABSCHLUSS

34.LJ
EINSCHULUNG
TOCHTER CHRISTIN.

36.LJ
KOLON-KARZINOM

> > > LEBENSJAHRE > > > PERSÖNLICHES UMFELD > > >

| 10 | 20 | 30 | 40 |

LEBENSEREIGNISSKALA

KLIENT BETTINA W.

CASE-MANAGEMENT S.KRÄTSCHMANN-SALISCH

ERHEBUNGSDATUM : XX.XX.2021

Abb. 1.0 Lebensereignisskala Bettina W.   (vgl. LE-Skala, vgl. Kollak 2017)

Auf der LE-Skala von Bettina wären beispielsweise die Geburt ihrer Tochter Christin mit 27
Jahren oder das kennenlernen ihres Mannes Michael mit 21 Jahren und die daraus resultierende
gemeinsame Lebenszeit ein positiver Katalysator für neue Energie.

4.3.2 Assessment-Tool Mind-Mapping

Um die Ressourcen von Bettina aufzuzeigen, möchte ich gerne das Assessmentinstrument Mind-Mapping (**Abb.**1.2) verwenden. Diese habe ich während unserem Erstgespräch, Softwareunterstützt erstellt. Bettinas Mind-Map greift in ihre vorhandene Lebensereignisskala ein und kann dadurch vernetzt werden.

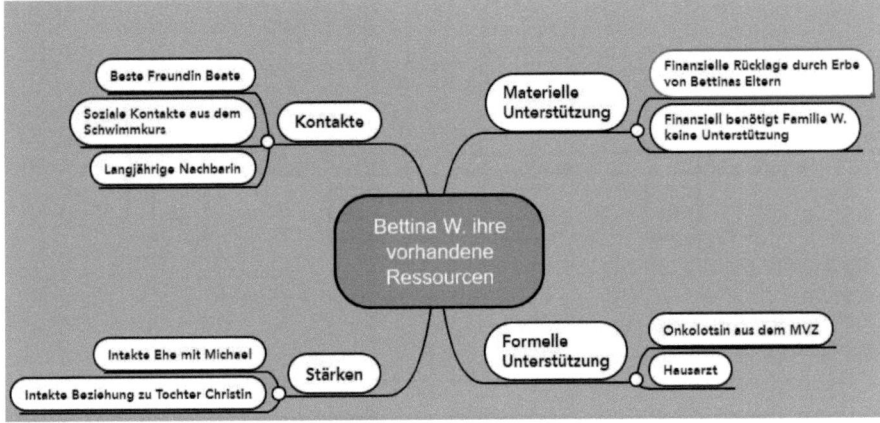

Abb. 1.2 Ressourcendarstellung anhand einer Mind-Map

Die Erhebung habe ich auf vier Sektoren aufgeteilt und umfassen: Derzeitig bestehenden Kontakte, verfügbare materielle Ressourcen, Stärken von Bettina und ob sie formelle Unterstützung erhält.

4.4 Das soziale Umfeld

Nachdem ich zusammen mit Bettina die Lebensereignisskala und dem Mind-Mapping verknüpft habe, möchte ich anhand des folgenden Instrumentes, eine Übersicht der sozialen Kontakte von Bettina erstellen. Eine Netzwerkkarte (**Abb.**1.3) ist für die weitere Planung des Hilfekataloges von immenser Bedeutung. In meinem Gespräch mit Bettina, erfasse ich nicht nur den Personenkreis, sondern versuche auch die Stärke der Bindung widerzuspiegeln.

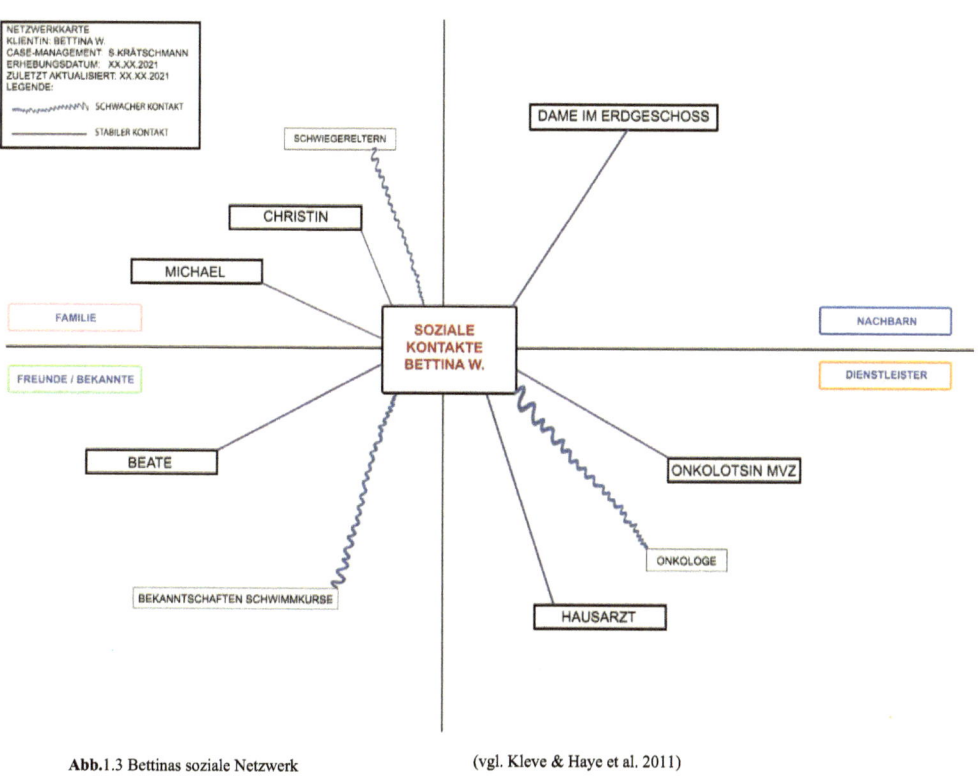

Abb.1.3 Bettinas soziale Netzwerk   (vgl. Kleve & Haye et al. 2011)

4.5 Ausarbeitung des Erstgespräches

In dieser Phase des Assessments, werde ich explizit Bettinas Erwartungen und Nöte herausarbeiten. Darüber hinaus werde ich Bettinas engste Bezugspersonen mit analysieren um ein erweitertes Blickfeld zu erhalten.

Sehen wir uns zunächst, die für mich relevanten Aussagen von Bettina an: „Warum musste mir das passieren? Ich bin am Boden zerstört, mir fehlt die Energie und Motivation. Ich kann nicht arbeiten gehen und habe Probleme damit, die Wohnung in Ordnung zu halten. Mein Körper ist entstellt, ich habe keine Haare mehr und meinen künstlichen Darmausgang bekomme ich auch nicht vernünftig versorgt. Wie soll ich mit dem „Ding" jemals wieder eine Schwimmhalle betreten? Das bin nicht ich selbst! Ich habe mich mehrmals bei Michael entschuldigt, dass ich ihm Vorwürfe gemacht habe, dass er nur am Wochenende zuhause ist. Aber ich bin in letzter Zeit auch wirklich schnell aufbrausend. Ich schlafe nachts einfach zu wenig, durch meinen Herpes Zoster wache ich mehrfach aufgrund der Schmerzen auf. Morgens bin ich müde und kann mich nicht konzentrieren, darunter leidet auch Christin. Nicht nur meine Tochter leidet darunter, sondern auch meine Therapie, ich habe schon sehr viele Termine bei meinen Ärzten nicht wahrnehmen können."

Die Aussagen vom <u>Ehemann Michael</u>: „Ich kann aufgrund meiner Arbeitszeiten, nicht für meine Familie da sein, Bettina hat mir das schon mehrfach vorgeworfen. Es ist schrecklich mit anzusehen, wie schlecht es meiner Frau geht. Diese Übelkeiten und das Erbrechen setzen ihr wirklich zu. Ich weiß nicht weiter und fühle mich machtlos."

Kommen wir zu <u>Tochter Christin</u>: „Manchmal höre ich Mama im Badezimmer weinen, sie flucht viel und sagt, dass der Beutel auf dem Bauch nicht hält. Ich habe letzte Woche wieder ärger von meinem Lehrer bekommen, weil die Hausaufgaben unvollständig waren. Ich habe Angst, dass Mama vielleicht bald nicht mehr bei uns ist."

Auch <u>Freundin Beate</u> war bei dem Erstgespräch: „Christin ist viel bei uns, sie hat große Angst davor eventuell ihre Mutter zu verlieren. Ich unterhalte mich mit Christin nur kurz über Bettinas Erkrankung und versuche dann schnell auf ein anderes Thema zu wechseln. Leider habe ich keine Erfahrung wie man so etwas mit Kindern bespricht. Als Bettinas Freundin ist es für mich selbstverständlich ihr zu helfen, ich gehe auch gerne weiter für sie einkaufen. Bettinas

Nachbarin im Erdgeschoss, hat sich angeboten den Treppenhausdienst zu übernehmen und wenn nötig auf Christin zu achten. Bettina möchte anderen nicht zur Last fallen, daher würde sie die Nachbarin nicht fragen."

Auf dem Weg nach draußen, habe ich die <u>Nachbarin</u> im Erdgeschoss getroffen, ihre Aussage: „Ich sehe doch wie schlecht es Frau W. geht, ich würde mich freuen, wenn ich die Familie unterstützen kann. Ich kann zwar nur den Treppenhausdienst übernehmen, aber hoffe damit helfen zu können. Wer weiß, wann ich mal Hilfe benötige."

Abschließend habe ich mich mit der Onkolotsin aus dem MVZ unterhalten, ihre telefonische Aussage: „Frau W. hat schon einige Termine im MVZ versäumt. Die Chemotherapie setzt ihr sehr zu, sie wirkt entmutigt und niedergeschlagen, dazu klagt sie über die starken Begleiterscheinungen der Therapie."

Ich habe mir nach dem Erstgespräch, eine schriftliche Einverständniserklärung von Bettina eingeholt, um mich mit den aufgeführten Personen unterhalten zu dürfen.

4.6 Quintessenz Assessment

Bevor ich die nächste Phase einsteige und einen Ziel- und Hilfeplan erstelle, ist es wichtig die erhobenen Daten aus dem Assessment zusammenzufassen. (**Abb.**2.1)

Quintessenz Assessment	
Familie	-Michael hat ein schlechtes Gewissen, seine Familie zu vernachlässigen und in dieser schwierigen Zeit für sie da sein zu können, weil er nur am Wochenende daheim ist. -Tochter Christin erhält nicht die schulische Unterstützung bei der Hausaufgabenbewältigung die sie benötigt. -Professionelle psychische Unterstützung/Beratung der Familie anbieten.
Gesundheit/ Sich wohlfühlen	-Bettina benötigt Unterstützung bei der Anus praeter Versorgung. -Bettina ist gezeichnet von: • Schlafstörungen • Schmerzen • Übelkeit und Erbrechen • Antriebslosigkeit • Vertigo
Haushaltsmanagement	-Organisation des Haushaltes übersteigt Bettinas Kraft. -Freundin Beate bietet sich an, weiter kleine Einkäufe zu erledigen. -Nachbarin bietet sich an den Treppenhausdienst zu übernehmen.
Tochter Christin	-Benötigt Unterstützung bei den Hausaufgaben, Lehrergespräch planen! -Macht sich Sorgen um ihre Mutter. -Bestätigt das Versorgungsproblem des Anus praeters.

Abb.2.1 Zusammenfassung Assessment

4.7 Ziel- und Hilfeplan

Kommen wir zu dem Ziel- und Hilfeplan (**Abb**.2.2), diesen erstelle ich anhand der im Assessment erfassten Daten. Eine gute Ziel- und Hilfeplanung sollte folgende Fragen beantworten:

-Was sind langfristige und kurzfristige Ziele, die von dem Klienten erreicht werden wollen?

-Welche Maßnahmen müssen organisiert werden, um die Ziele zu erreichen?

-Wer führt die Maßnahmen durch und ist wofür verantwortlich?

-Wer ist für die Organisation und Kontrolle der Maßnahmen verantwortlich?

-Wie ist die zeitliche Planung für die Umsetzung und Durchführung der Maßnahmen?

-Welche Kosten entstehen und welche Leistungsträger sind beteiligt? (DGCC 2020)

Dazu ist der Ziel- und Hilfeplan eine schriftliche Vereinbarung zwischen den beteiligten Personen und wird somit auch unterschrieben. Somit sind Verbindlichkeiten geschaffen und die Zustimmung einer Planung ist gegeben.

Um Bettinas Ziele zu formulieren, nutze ich die SMART-Kriterien:

Spezifisch Ist das Ziel klar und konkret formuliert?
Messbar Wer hat was, wann, wie oft, wie viel zu tun?
Akzeptabel Sind alle Beteiligten motiviert, das Ziel zu erreichen?
Realistisch Ist das Ziel zu erreichen?
Terminiert Bis zu welchem Datum soll was erreicht sein?

Ich habe im folgenden Abschnitt, einen Ziel- und Hilfeplan erstellt. Ich möchte mich in dieser Fallarbeit auf die „Hauptziele" und die „Handlungsziele" fokussieren, da diese für den Rahmen meiner theoretischen Arbeit ausreichend sind.

Ziel- und Hilfeplan

Bettina W.   (Klientin)

Sven Krätschmann-Salisch (Case-Manager)

Erstellt: xx.xx.2021

Hauptziele:

1. Innerhalb von 6 Monaten möchte ich eine Besserung meines Wohlbefindens spüren, d.h. Verbesserung der Übelkeit- und Schmerzsituation sowie eigenständige Versorgung des Anus praeter.
2. Meine Tochter kann (innerhalb von 6 Monaten) die Gesamtsituation besser verarbeiten, die Schule und die Hausaufgaben machen ihr wieder Freude.
3. Innerhalb von 3 Monaten haben wir gemeinsam mehr Zeit für die Familie.
4. Innerhalb von 2 Monaten fühlen wir uns wieder wohl in unserer Wohnung, da diese aufgeräumt und sauber ist.

Hauptziel	Handlungsziel	Durchführung	Kosten	Sonstiges
1.Besserung des Wohlbefindens	Es sind bis zum xx.xx.2021, anstehende Untersuchungstermine, sowie Behandlungstermine des MVZ vor-liegend.	Kontakt: CM Versorgung: Onkolotsin	Krankenkasse	Termine so legen, dass Christin sich noch in der Schule befindet.
1.Besserung des Wohlbefindens	Ein Termin beim Hausarzt wird bis zum xx.xx.2021 eingefordert, um Schmerzen, Übelkeit und Schlafrhythmusstörungen zu lindern.	Kontakt: CM & Bettina	Krankenkasse	Arzttermin in der Schulzeit von Christin (8-14 Uhr)

Abb.2.2 Ziel- und Hilfeplan

Hauptziel	Handlungsziel	Durchführung	Kosten	Sonstiges
1.Besserung des Wohlbefindens	Für die Eindämmung der Nebenwirkungen, wird sich bis zum xx.xx.2021 der Hausarzt von Bettina mit dem MVZ in Verbindung setzen.	Kontakt: CM & Bettina	Krankenkasse	Wenn möglich Terminplanung Vormittags.
1.Besserung des Wohlbefindens	Bis zum xx.xx.2021 wurde ein Kontakt zu einem Stomatherapeut hergestellt. Ab dem xx.xx.21 steht ein fest terminierter Unter- stützungsplan wo Defizite der Stomaversorgung besprochen werden.	Kontakt: CM, Terminierung: Bettina, Versorgung: Bettina & Stomatherapeut	Krankenkasse	Terminplanung Freitagnachmittag möglich? Evtl. kann Ehemann unterstützen. Bettina möchte Informationen erhalten, wie man sich mit Anus praeter in der Schwimmhalle verhält.
1.Besserung des Wohlbefindens	Eine Ernährungs-beraterin ist bis zum xx.xx.2021 kontaktiert. Ein Ernährungsplan, zugeschnitten auf Bettinas Bedürfnisse, ist bis zum xx.xx.2021 erstellt.	Kontakt: CM, Terminierung: Bettina, Versorgung: Bettina & Ernährungsberatung	Krankenkasse	Freundin Beate wird mit Informationen versorgt, da sie für Bettina regelmäßig einkaufen geht.
1.Besserung des Wohlbefindens	Um das Körperbild zu verbessern, wird bis zum xx.xx.2021 der Kauf einer Perücke terminiert.	Bettina & Freundin Beate	CM klärt Kosten- übernahme	

Abb.2.2 Ziel- und Hilfeplan

Hauptziel	Handlungsziel	Durchführung	Kosten	Sonstiges
1.Besserung des Wohlbefindens	Bis zum xx.xx.2021 wird der Kontakt zur psychoonkologischen Fachpraxis hergestellt. Bis zum xx.xx.2021 werden Termine zur Diagnostik-/Behandlung (fragliche Depression) festgelegt.	Kontakt: CM & Onkolotsin, Terminierung: Bettina, Versorgung: Psychologen	Krankenkasse	Bettina wünscht sich, dass Beate sie zu den Terminen begleitet.
2.Christin fördern	Bis zum xx.xx.2021 werden Termine bei einem Kinder- und Jugend-psychotherapeut veranlasst.	Kontakt: Christins Kinderarzt, Erstkontakt: Ehemann Michael zusammen mit Christin, Versorgung: Psychologen	Krankenkasse	Termine sind flexibel ab 14.00 Uhr, Erstkontakt Freitagnachmittag
2.Christin fördern	Bis zum xx.xx.21 ist die Lehrkraft in der Schule von Christin über die Situation der Familie aufgeklärt.	Kontakt: Ehemann Michael	----------	Michael hat sich angeboten dies durchzuführen. Er hat eine gute Beziehung zur Schule von Christin.
2.Christin fördern	Um die Defizite der Hausaufgabendurchführung zu unterstützen, wird bis zum xx.xx.2021 ein kostenloses Pilotprojekt der Schule genutzt, 2x die Woche erhält Christin Onlinenachhilfe, die ihr bei den Hausaufgaben zur Seite stehen.	Kontakt: CM & Ehemann Michael,	Kostenlos	

Abb.2.2 Ziel- und Hilfeplan

Hauptziel	Handlungsziel	Durchführung	Kosten	Sonstiges
3.Familie	Bis zum xx.xx.2021 spricht Michael mit seinem Arbeitgeber und bittet um eine Stellenreduktion auf 80% planbar auf 4 Tage in der Woche.	Ehemann Michael	---------	Stellenreduktion übergangsweise bis zum xx.xx.22
4.Haushalts-management	Es wird ab dem xx.xx.2021 1x pro Woche eine Unterstützung im Haushalt organisiert. Der Aufgabenfokus wird in der Wohnungspflege und Wäschepflege liegen.	CM	Klärung mit Sozialhilfeträger ausstehend. Evtl. Kostendeckelung durch Eigenübernahme.	

Abb.2.2 Ziel- und Hilfeplan

4.8 Durchführung und Monitoring

Rücken wir nun in die 4. Phase des Case-Managements vor. Hier setzen wir die geplanten Maßnahmen aus Bettinas Ziel- und Hilfeplan um. Der Fokus liegt aber nicht nur auf der Durchführung, sondern auch auf dem Monitoring (**Abb.**2.3) für Bettinas Ziel- und Hilfeplan. Bekommt sie die Hilfen, die sie sich wünscht und hilfreich für sie sind? Sind die ausgeführten Hilfeleistungen wirklich für sie geeignet, um die Ziele zu erreichen? Müssen wir noch Änderungen vornehmen? Die Sicherung, Prüfung und Bewertung installierter Unterstützungen läuft über diesen Punkt. Das Ziel des Monitorings ist also die Fallsteuerung, es soll dem Vermeiden von Abbrüchen gegengelenkt werden, Krisen sollen rechtzeitig erkannt werden und Kontakt zu Betroffenen und die am Versorgungsprozess beteiligten Akteuren aufrechterhalten werden. (vgl. S.Karner, M. Burchgart, 2012)

Hauptziel	Handlungsziel	Verantwortung
1.Besserung des Wohlbefindens	Es sind bis zum xx.xx.2021, anstehende Untersuchungstermine, sowie Behandlungstermine des MVZ vorliegend.	Kontaktherstellung: CM Versorgung: Onkolotsin

Monitoring
- ✓ Nachdem ich die Onkolotsin kontaktiert habe, schickt diese Bettina alle Termine bis zum xx.xx.22 via E-Mail.
- ✓ Ich terminiere mit Bettina für die nächsten 6 Wochen, Meetings über die Plattform „Microsoft Teams" um über die Therapie zu sprechen und zu schauen, ob die Terminplanungen für Bettina akzeptabel sind. Termine sind Mittwochs 13.00 Uhr.

Hauptziel	Handlungsziel	Verantwortung
1.Besserung des Wohlbefindens	Ein Termin beim Hausarzt wird bis zum xx.xx.2021 eingefordert, um Schmerzen, Übelkeit und Schlafrhythmusstörungen zu lindern.	Kontakt: CM & Bettina

Monitoring
- ✓ Bettina informiert den Hausarzt bis spätestens den xx.xx.21, über die Intensität der Schmerzen und der Übelkeit, sowie das Ausmaß ihrer Schlafstörungen.
- ✓ Bettina hat für die Messung ihrer Schmerzen von mir eine „Numerische Rating-Skala" erhalten um diese präzise zu erfassen.
- ✓ Das gestörte Schlafverhalten dokumentiert Bettina, 2 Wochen in einem Schlafprotokoll.

Hauptziel	Handlungsziel	Verantwortung
1.Besserung des Wohlbefindens	Für die Eindämmung der Nebenwirkungen, wird sich bis zum xx.xx.2021 der Hausarzt von Bettina mit dem MVZ in Verbindung setzen.	Kontakt: CM & Bettina

Monitoring
- ✓ Ich habe zusammen mit Bettina beim Hausarzt angerufen und die Sachlage besprochen.
- ✓ Bettina wird mir in unseren gemeinsamen Online-Besprechungen mitteilen, ob die Nebenwirkungen sich gebessert haben.

Abb.2.3 Ausarbeitungsbogen Monitoring

Hauptziel	Handlungsziel	Verantwortung
1.Besserung des Wohlbefindens	Bis zum xx.xx.2021 wurde ein Kontakt zu einem Stomatherapeut hergestellt. Ab dem xx.xx.21 steht ein fest terminierter Unterstützungsplan wo Defizite der Stomaversorgung besprochen werden.	Kontakt: CM, Terminierung: Bettina, Versorgung: Bettina & Stomatherapeut

Monitoring

✓ Ich habe den Stomatherapeut involviert und über Bettinas Sorgen vorinformiert. Er hat Kenntnis das sie gerne die Schwimmhalle besuchen möchte und Defizite mit der Klebetechnik des Beutels bestehen.

✓ Ehemann Michael wird bei den Versorgungsterminen anwesend sein. Um seiner Ehefrau bei der Beutelversorgung ggf. behilflich zu sein. Die Besuche des Stomatherapeuten sind auf einen Freitagnachmittag gelegt.

Hauptziel	Handlungsziel	Verantwortung
1.Besserung des Wohlbefindens	Eine Ernährungsberaterin ist bis zum xx.xx.2021 kontaktiert. Ein Ernährungsplan, zugeschnitten auf Bettinas Bedürfnisse, ist bis zum xx.xx.2021 erstellt.	Kontakt: CM, Terminierung: Bettina, Versorgung: Bettina & Ernährungsberatung

Monitoring

✓ Bettina hat einen Termin mit der Ernährungsberatung vereinbart, ich werde bei dem Termin an Bettinas Seite sein um ggf. Fragen beantworten zu können.

✓ Ein Evaluationstermin wurde direkt vereinbart und ist für den xx.xx.21 geplant.

✓ Bettina erhält hochkonzentriertes Proteinpulver als Nahrungsergänzung, Beate wird das Produkt, beim nächsten Einkauf für Bettina aus der Apotheke abholen.

✓ Bettina dokumentiert täglich ihr Gewicht bis zum Evaluationstermin.

Hauptziel	Handlungsziel	Verantwortung
1.Besserung des Wohlbefindens	Um das Körperbild zu verbessern, wird bis zum xx.xx.2021 der Kauf einer Perücke terminiert.	Versorgung: Bettina & Freundin Beate

Monitoring

✓ Die Übernahme der Kosten durch die Krankenkasse ist noch nicht bewilligt. Sobald die Zusage eintrifft informiere ich Bettina.

✓ Freundin Beate wird beim Kauf Bettina unterstützen.

Hauptziel	Handlungsziel	Verantwortung
1.Besserung des Wohlbefindens	Bis zum xx.xx.2021 wird der Kontakt zur psychoonkologischen Fachpraxis hergestellt. Bis zum xx.xx.2021 werden Termine zur Diagnostik-/Behandlung (fragliche Depression) festgelegt.	Kontak: CM & Onkolotsin, Terminierung: Bettina, Versorgung: Psychologen

Monitoring

- ✓ Ich erkundige mich an unseren wöchentlichen Webcam Sitzungen, ob Bettina mit den Terminen der Psychologin zurechtgekommen ist.
- ✓ Um einen Einblick zu erhalten, wie Bettinas Stand der Therapie ist, halten wir zu dritt, einmal im Monat eine Konferenzschaltung über „Microsoft-Teams".

Hauptziel	Handlungsziel	Verantwortung
2.Christin fördern	Bis zum xx.xx.2021 werden Termine bei einem Kinder- und Jugendpsychotherapeut veranlasst.	Kontakt: Christins Kinderarzt, Erstkontakt: Ehemann Michael zusammen mit Christin, Versorgung:Psychologen

Monitoring

- ✓ Ich habe eine Rückmeldung von Michael erhalten, dass Christins Kinderarzt eine Überweisung ausgestellt hat.
- ✓ Michael hat von mir einen Kinder- und Jugendpsychologen empfohlen bekommen. Er hat direkt ein Termin am xx.xx.21 zusammen mit Christin ausgemacht.
- ✓ Auch mit Michael habe ich zwei virtuelle Treffen organisiert, um über einen Zwischenstand informiert zu werden.

Hauptziel	Handlungsziel	Verantwortung
2.Christin fördern	Bis zum xx.xx.21 ist die Lehrkraft in der Schule von Christin über die Situation der Familie aufgeklärt.	Kontakt: Ehemann Michael

Monitoring

- ✓ Michael informiert mich über den Inhalt des Gespräches mit der Lehrkraft per E-Mail, sobald er dies durchgeführt hat.
- ✓ Ich habe vorerst zwei Termine eingerichtet, in den ich mich mit Christin über die Schulsituation unterhalten werde. (xx.xx.21 und am xx.xx.22)

Abb.2.3 Ausarbeitungsbogen Monitoring

Hauptziel	Handlungsziel	Verantwortung
2.Christin fördern	Um die Defizite der Hausaufgabendurchführung zu unterstützen, wird bis zum xx.xx.2021 ein kostenloses Pilotprojekt der Schule genutzt, 2x die Woche erhält Christin Onlinenachhilfe, die ihr bei den Hausaufgaben zur Seite stehen.	Kontakt: CM & Ehemann Michael,

Monitoring
- ✓ Ich konnte für Christin einen Platz in dem Pilotprojektes reservieren beginn ist der xx.xx.21 es ist derzeit auf eine 6-wöchige Testphase begrenzt.
- ✓ Nach der Testphase unterhalte ich mich mit Bettina und Christin über den Status. Terminiert ist hierfür der xx.xx.21.

Hauptziel	Handlungsziel	Verantwortung
3.Familie	Bis zum xx.xx.2021 spricht Michael mit seinem Arbeitgeber und bittet um eine Stellenreduktion auf 80% planbar auf 4 Tage in der Woche.	Ehemann Michael

Monitoring
- ✓ Am xx.xx.21 steht ein „Online Teams" Termin mit Michael, indem ich erfahren werde, was die Quintessenz aus dem Gespräch ist.
- ✓ 4 Wochen nach Umsetzung der Arbeitszeitreduzierung, werde ich mich mit Bettina unterhalten, ob die gewonnene Zeit der Familie reicht.

Hauptziel	Handlungsziel	Verantwortung
4.Haushaltsmanagement	Es wird ab dem xx.xx.2021 1x pro Woche eine Unterstützung im Haushalt organisiert. Der Aufgabenfokus wird in der Wohnungspflege und Wäschepflege liegen.	Kontakt: CM

Monitoring
- ✓ Abwarten der Kostenbewilligung.
- ✓ Haushaltshilfe könnte ab dem xx.xx.21 beginnen.
- ✓ Sobald die Haushaltshilfe anfängt, werden Termine festgelegt, damit ich erfahre ob die Unterstützung ausreicht.

Abb.2.3 Ausarbeitungsbogen Monitoring

4.9 Evaluation

Kommen wir zur Evaluation und somit in die letzte Phase des Case-Management. Sollte mit dem Monitoring die Handlungsziele und die Hauptziele, unter Verwendung der individuellen Hilfeplanung, erreicht worden sein, kommt das Case-Management hier zum erfolgreichen Abschluss. Aufgrund der gesundheitlichen Situation von Bettina habe ich ihr angeboten, unser Abschlussgespräch bei ihr zuhause durchzuführen. Familie W. fühlt sich in der Lage, mein Büro für das Gespräch aufzusuchen. Ich möchte mit der Familie im Gespräch, die letzten 6 Monate Revue passieren lassen. Um diese summative Evaluation durchzuführen, werden alle beteiligten Unterstützer zum Gespräch eingeladen. Im Fokus der Evaluation stehen folgende Punkte: War Bettina und die Familie zufrieden und glücklich mit meiner Arbeit? War ich als Case-Manager zufrieden mit den Beteiligten? Was hat die Familie aus den 6 Monaten mitgenommen? Was hat gut, was hat weniger gut geklappt? Gibt es Erfolge durch mein Case-Management und wenn, welche? Wie war das vorgehen meiner Arbeitsweise? Und die für mich persönlich wichtigste Frage, wie geht es nach unserem Case-Management weiter? Während meinem Abschlussgespräch führe ich Protokoll und dokumentiere die Aussagen der Beteiligten um diese später auch mit meinen Assessmentunterlagen zu vergleichen. Wie schon im Assessmentprozess habe ich Bettina erneut ihre Lebensbereiche mit Schulnoten beschriften lassen (Abb.3.3.1).

Lebensbereich	Zufriedenheit					
Meine Gesundheit	1	2	3	4	5	6
Tochter Christin	1	2	3	4	5	6
Ehemann Michael	1	2	3	4	5	6
Familienzeit	1	2	3	4	5	6
Wohlbefinden	1	2	3	4	5	6
Haushalt	1	2	3	4	5	6

Abb.3.3.1 Zufriedenheit in den Lebensbereichen   (vgl I.Kollak, S.Schmidt, 2016)

Es ist in allen befragten Lebensbereichen eine deutliche Verbesserung sichtbar geworden.

5. Abschluss

5.1 Wichtige Ansprechpartner

Der Case-Managementprozess neigt sich dem Ende zu, ich habe mit Bettina noch offene Fragen klären können und möchte ihr noch eine Übersicht, relevanter Ansprechpartner zurücklassen. Sollte Bettina Probleme oder einen starken Rückschritt erleiden, hat sie die wichtigsten Telefonnummern direkt zur Hand. Zudem stärkt es der Familie den Rücken, wenn sie wissen, es gibt Unterstützer, die ihre Probleme kennen.

Anmerkung der Redaktion: Diese Abbildung wurde aus Datenschutzgründen entfernt.

Abb. 3.4.   Notfallplan   (vgl. I.Kollak, S.Schmidt, 2019)

Ich habe mit Bettina am xx.xx.22 (6 Monate später) eine erneute Kontaktaufnahme vereinbart, um ihre Lage zu besprechen. Sollte sie dringende Fragen haben, stehe ich als Case-Manager gerne an ihrer Seite.

6.0 Beendigung des Case-Managementprozesses

Zu Beginn der gemeinsamen Zusammenarbeit, habe ich mit Bettina unseren Vertrag unterzeichnen lassen, der uns mit schriftlichen Vereinbarungen durch den Case-Managementprozess begleitete. Wenn die Ziele der Klientin erreicht wurden, ist dieser nicht länger notwendig und wird mit einem Auflösungsvertrag beendet.

7.0 Fazit

Ich möchte anhand meines Fallbeispiels aufzeigen, dass Rezipienten bzw. Klienten, anamnestisch nur einen kleinen Teil des großen Ganzen, von sich aufdecken. Anhand Bettinas Fall wird deutlich, dass ein augenscheinlich „eigenständiger" Rezipient, trotz ausreichend sozialen Netzwerkkomponenten, nach einem stringenten Anamnese Prozess, schnell die Pforten des „Intakes" durchbrechen kann. Viele Klienten wissen nicht welche Leistungen ihnen zustehen, andere haben nicht den Mut, einen Therapeuten erneut anzusprechen um evtl. die selber Frage noch einmal erklärt zu bekommen.

Für diese Menschen, ist das Case-Management ein Gewinn an Lebensqualität.

6. Literaturverzeichnis

Deutsche Gesellschaft für Care und Case Management 2009 Rahmenempfehlungen zum Handlungs-
konzept Case Management. Economica: Heidelberg

Deutsche Gesellschaft für Care und Case Management Case Management Leitlinien: Rahmenempfehlungen, 2020 Standards und ethische Grundlagen, medhochzwei: Heidelberg

S.Karner, M. Burchgart, 2012 Schwierige Pflege Fixierung ist keine Lösung
https://www.bgtev.de/fileadmin/Mediendatenbank/Tagungen/andere/ReduFix/Grussworte_Programm_R
eferierenden.pdf zuletzt abgerufen 01.10.2021

H. Kleve, B. Haye, A. Hampe-Grosser, M. Müller 2006/2011 : Systemisches Case Management:
Falleinschätzung und Hilfeplanung in der Sozialen Arbeit. Carl Auer: Heidelberg

Kollak, I., Schmidt, S. 2019 Fallübungen Care und Case Management
Springer: Berlin, Heidelberg

Kollak, I., Schmidt, S. 2016 Instrumente des Care und Case Management Prozesses
Springer: Berlin, Heidelberg

Kollak, I., Schmidt, S. 2016 Rechte und Pflichten der im Care und Case Management Prozess
Beteiligten, Springer: Berlin, Heidelberg

https://www.thieme.de/de/gesundheit/soziales-netzwerk-46598.htm Mein soziales Netzwerk

Heiko Kleve/Britta Haye/Andreas Hampe-Grosser/Matthias Müller (2006/2011):
Systemisches Case Management: Falleinschätzung und Hilfeplanung in der Sozialen Arbeit.
Heidelberg: Carl Auer

S.Karner, M. Burchgart, 2012 Schwierige Pflege Fixierung ist keine Lösung
https://www.bgtev.de/fileadmin/Mediendatenbank/Tagungen/andere/ReduFix/Grussworte_Progr
amm_Referierenden.pdf zuletzt abgerufen 01.10.2021

Lebow G, Kane B (1992): Assessment: Private Case Management with the Elderly, in:
Vourlekis BS, Greene RR (eds.): Social Work Case Management, New York 1992, 35-50

Wendt, Case Management im Sozial- und Gesundheitswesen, 1997

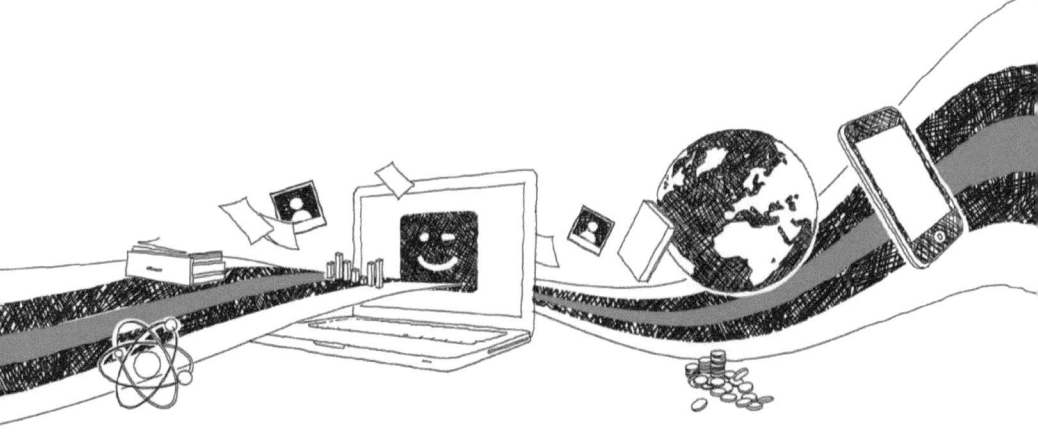
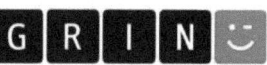